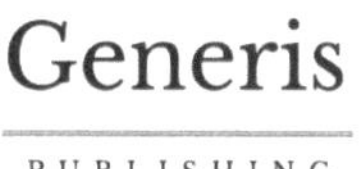

UN TRAITEMENT INNOVANT POUR LA NÉVRALGIE OCCIPITALE : LA TOXINE BOTULIQUE

Dr Dominique Batifol et Dr Pierre-Jacques Finiels

CIP a Camerei Naționale a Cărții

Batifol, Dominique.
Finiels, Pierre-Jacques.

Un traitement innovant pour la névralgie occipitale : la toxine botulique/Dominique Batifol, Pierre-Jacques Finiels. – Chișinău : Generis Publishing, 2020 (Print on demand). – 63 p. : fig., fig. color.

Bibliogr.: p. 53-63 (81 tit).

ISBN 978-9975-153-08-9.

616.833-009.7-08

B 37

Cover image: www.pixabay.com

Generis Publishing
Online orders: www.generis-publishing.com
Orders by email: info@generis-publishing.com

Tables des matières

INTRODUCTION

La névralgie occipitale, dite névralgie d'Arnold, est une pathologie fréquente, très invalidante, provocant des crises douloureuses qui « figent » la vie du patient malgré les traitements antalgiques très lourds (morphiniques, antiépileptiques,...) qu'il est obligé de prendre en grande quantité.

Le diagnostic est parfois posé tardivement, ces douleurs étant étiquetées comme des migraines, même si les antimigraineux sont peu efficaces.

Des traitements chirurgicaux peuvent être envisagés, mais ils ont parfois des effets secondaires notables.

Depuis le début des années 2000, nous savons que la toxine botulique ou Botulinum Neurotoxin type A (BoNT-A) a un effet antalgique et anti-inflammatoire majeur. De nombreuses publications à ce propos sont parues, en particulier de 2004 à 2006. Elles donnaient les résultats d'études cliniques d'expériences microbiologiques qui démontraient que l'action de la BoNT-A ne concernait pas exclusivement l'acétylcholine, mais un grand nombre de neurotransmetteurs et de neuromédiateurs.

Cette découverte permet d'expliquer l'efficacité de ce traitement, avec très peu d'effets secondaires, dans les pathologies douloureuses et en particulier dans la névralgie occipitale ou névralgie d'Arnold.

LA TOXINE BOTULIQUE

HISTORIQUE :

Avant de devenir un médicament indispensable à la pharmacopée moderne, la BoNT-A a été une menace. En effet, cette toxine, considérée comme la toxine la plus puissante que l'on connaisse, est responsable du botulisme.

- *Histoire d'une toxi-infection :*

Cela débute avec l'utilisation du feu par nos lointains ancêtres (1). Ils ont cuit leurs aliments et ont essayé de les conserver plus longtemps, les apports en nourriture des chasseurs-cueilleurs étant irréguliers.

Et l'histoire commence ….

Au 10ème siècle, Léon VI (Leo VI pour les anglo-saxons), dit le sage ou le philosophe, empereur de l'empire byzantin de 886 à 912, a interdit la fabrication de boudin et tout contrevenant était passible d'une amende.

Un texte indien du 15ème siècle décrit la préparation d'une toxine à partir du contenu intestinal d'un mouton. Il semble tout à fait possible et même probable que la toxine en question soit de la toxine botulique (2).

Au fil des siècles, des foyers de botulisme sont rapportés, dont les aliments responsables avaient été préparés pour une conservation plus ou moins longue. Dans les pays scandinaves et la Russie, les préparations à base de poissons fumés, dans nos régions et surtout en Allemagne, la charcuterie et en France les conserves de faisan.

En 1793, en Allemagne, 6 décès et 13 malades à Widbad après le partage d'une grosse saucisse.

Au 19ème siècle, on commence à cerner le processus et son rapport à l'alimentation. En 1802, le gouvernement allemand (Stuttgart) informe la population du danger à consommer des saucisses.

JUSTINUS KERNER :

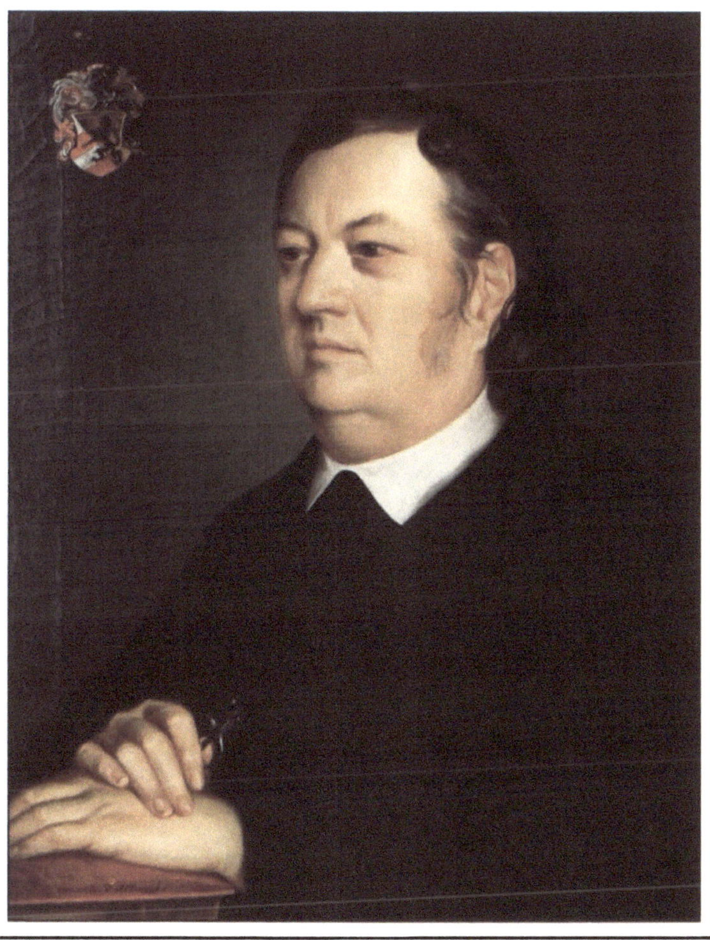

Justinus Kerner peint par Ottavio d'Albuzzi en 1852

JUSTINUS KERNER (1786-1862) est un médecin allemand, également poète et féru d'ésotérisme. Il étudie cette maladie de 1817 à 1822. Durant cette période, il publie plusieurs rapports et en 1822 un livre (Das Fettgift oder die Fettsaüre und ihre wirkung auf den tiereschen Organismus : le poison dans la matière grasse ou l'acide gras et son effet sur l'organisme animal) qui contient la première description princeps du botulisme ou maladie des saucisses empoisonnées (BOTULUS en latin : boudin, saucisse, boyau farci).

Il a repris toutes les observations des intoxications alimentaires de 1795 à 1813 à Stuttgart. Il remarque l'atteinte motrice et sympathique (le nerf sympathique fait partie du système nerveux autonome ou végétatif qui régule les processus corporels automatiques) et la conservation de la sensibilité. Il complète son étude par une expérimentation animale.

Il est le premier à avoir pensé à utiliser « le poison des saucisses » à des fins thérapeutiques. Il propose déjà de s'en servir comme traitement pour la danse de Saint-Guy (c'est-à-dire la Chorée de Sydenham dans sa forme infectieuse post-streptococcique) ou dans l'hyperhidrose et l'hypersalivation.

« La toxine affecte la conduction neurale d'une manière telle que le processus chimique de vie est interrompu. La capacité de conduction neurale est bloquée par la toxine qui agit comme la rouille sur un conducteur électrique ».

Il est le premier à envisager de donner des doses très précises de toxine botulique pour diminuer la tonicité des muscles ayant des mouvements anormaux.

Après cela, la maladie a été nommée « maladie de Kerner ».

En 1833, on remarque que les intoxications par les saucisses en Allemagne sont similaires à celles que causent les poissons fumés en Russie. Et donc que les intoxications alimentaires dans les pays nordiques sont des maladies de Kerner.

En 1870, un médecin allemand, le docteur Müller débaptise la maladie pour l'appeler Botulus, malgré toutes les avancées faites grâce à Kerner, tant sur la description de la maladie que sur la vision « prophétique » des possibilités thérapeutiques. Elle sera ensuite appelée Botulisme.

EMILE PIERRE MARIE VAN ERMENGEM :

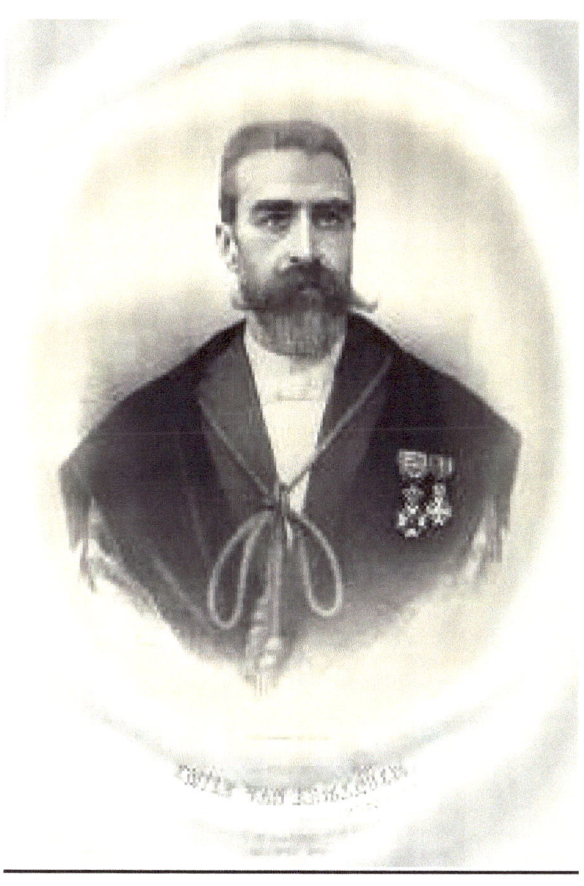

Photographié en 1897 par Florimond Van Loo (Université de Gand)

Emile Pierre Marie Van Ermengem (1851-1932) est un médecin belge, microbiologiste de l'université de Gand, élève de Koch.
En décembre 1895, à Ellezelle, village belge, on enterre une personnalité et un groupe de musiciens participe à la cérémonie. Le soir, les musiciens font un bon repas. Ils tombent tous malades à des degrés divers et sur les 23 musiciens, 3 décèdent.

Les malades ont des troubles de la vue, de la déglutition, une sécheresse des muqueuses, une fatigue intense et une paralysie, à la fois des membres et des muscles viscéraux (donc, des muscles striés et lisses).

C'est le Professeur Van Ermengen qui a fait l'autopsie. Comme il était microbiologiste et qu'il connaissait bien les travaux de Koch (avec lequel il avait étudié) et de Pasteur, la notion de micro-organisme lui était familière : « Il est hautement vraisemblable qu'un poison a pris naissance sous l'influence de ces micro-organismes spécifiques qui ont végété dans le jambon pendant qu'il plongeait dans la saumure, laquelle offrait des conditions favorables pour le développement des espèces anaérobies ».
Il fait aussi la relation entre la quantité de nourriture ingérée et l'importance des symptômes.

Il retrouve dans le jambon et dans les rates des défunts la même bactérie et lui donne le nom de Bacillus botulinus. Il publie ses conclusions 2 ans plus tard dans une revue médicale allemande, parlant d'un bacille anaérobie et du botulisme : il avait découvert la souche B.

Cette même année 1897, W Kempner produit un antisérum (sa femme et lui étaient également des élèves de Koch).

En 1904, Landman isole la souche A (celle qui est préférentiellement utilisée en thérapeutique).

En 1910, Leuchs note des différences entre les souches de van Ermengen (B) et de Landman (A).

En 1923, Hermann Sommer (université de Californie) est le premier à purifier la neurotoxine (BoNT).

En 1923 toujours, D. H. Bergey, bactériologiste américain de l'université de Pennsylvanie, le classe dans le genre Clostridium (qu'il étudiait depuis de nombreuses années pour d'autres types de bactéries) et le nomme Clostridium botulinum.

Le Clostridium est un bacille gram positif, anaérobie et sporulé, les 2 plus connus étant botulinum et tetani (responsable du tétanos).

Les différentes souches :

A : Landman en 1904
B : Van Ermengen en 1897
C : Bengston/Seldon en 1922
D : Robinson en 1929
E : Gunnison en 1936
F : Moller/Scheibel en 1960
G : Gimenez/Cicarelli en 1970

Toujours en 1923, E. C. Didkson et R. Shevky envisagent l'action de la toxine sur le système nerveux (the journal of experimental medicine : the effect upon the Autosomic Nervous System, puis the effect upon the Voluntary Nervous System).

Malheureusement, à cette période là de notre histoire, il n'y avait pas seulement des recherches micro-bactériologiques sur la toxine, car la guerre approchait et les militaires cherchaient une arme bactériologique.

Des études tristement célèbres ont été faites par les Japonais sur leurs prisonniers mandchous, coréens et russes à partir de 1930 et jusqu'à la fin de la deuxième guerre mondiale, en particulier dans l'unité 731 du Kenpeitei (armée impériale japonaise), créée en 32 par mandat impérial.

Des armes biologiques ont été utilisées sur ordre de l'empereur Hirohito, contre les soviétiques en 39 et contre les chinois de 40 à 45.

D'ailleurs pendant la deuxième guerre mondiale, les troupes alliées ont été vaccinées.

Chez les alliés aussi, la recherche militaire a été très active.
La recherche clinique se poursuit également. En 1943, Merson et Dowel font une description du botulisme d'inoculation. En 1944, E. Schantz est affecté

au camp Detrick, dans le Maryland et en 1946, avec C. Lamanna, il purifie et cristallise la toxine A. En 1947, Lamanna décompose la toxine en protéines toxiques et protéines non toxiques et démontre son activité hémagglutinante.

En 1949, Burgen suggère le blocage neuromusculaire et en 1950, Brooks démontre la baisse d'activité musculaire après une injection intramusculaire de toxine botulique.

De 1923 à 1949, des travaux sont menés pour démontrer le mode d'action de la toxine, c'est-à-dire le blocage de la libération d'acétyl choline au niveau de la jonction neuromusculaire.

En 1966, B. R. Dasgupta et D. A. Boroff montrent que la toxine est un complexe formé de la neurotoxine (150 kiloDalton ou kD) et de protéines complexantes (publié en 68 dans *Journal of Biological Chemistry*).

De 1964 à 1976, Daniel B. Drachman, neurologue au Johns Hopkins Hospital à Baltimore, publie ses travaux sur l'action de la toxine sur la jonction neuromusculaire et sur la régulation des récepteurs à l'acétyl choline.

- *<u>Début des traitements par toxine botulique :</u>*

<u>ALAN BROWN SCOTT</u> :

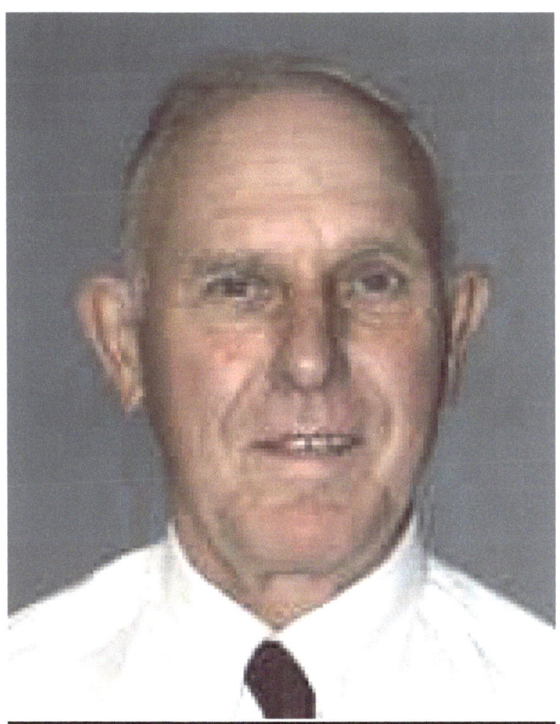

Alan B. Scott (né en 1932 en californie), ophtalmologue à San Francisco, au California Pacific Medical Center et co-directeur de l'institut ophtalmologique Smith-Kettlewell, découvre les travaux de Drachman en 1971 et prend contact avec Schantz.

Tous deux travaillent pour obtenir un produit thérapeutique. Ils choisissent de travailler avec la BoNT-A et en 1973, commencent les travaux expérimentaux sur les muscles oculomoteurs. Ils obtiennent une paralysie localisée, sans effet systémique.

Les premières injections chez l'Homme ont été faites de 1977 à 1978. En 1979, Alan Scott communique à Berne à propos de ses travaux sur le strabisme et les publie en 1980.

En 1981, il fonde son entreprise **OCULINUM** et son produit obtient l'autorisation de la FDA (Food and Drug Administration), équivalent aux Etats-Unis de notre AMM (autorisation de mise sur le marché) pour le traitement du strabisme.

En 1982, il traite le nystagmus, le spasme hémifacial et la spasticité au niveau des jambes.

Au début des années 1980, deux autres personnes rentrent dans la légende de la toxine, cette fois-ci sur son versant esthétique : Jean et Alastair Carruthers.

Mme Jean Carruthers faisait partie des ophtalmologues de l'équipe d'Alan Scott et son mari, Alastair Carruthers était dermatologue. Il était notable que lors des injections thérapeutiques autour des yeux, toujours unilatérales, les rides s'estompaient nettement du côté injecté, que ce soit au niveau de la glabelle ou des pattes d'oie. De leurs discussions sur le sujet est née l'indication esthétique de la toxine (3).

EN 1985, Jean-Paul Adenis introduit le traitement en France (au départ pour le blépharospasme) et ensuite Marie-Hélène Marion débute les traitements d'autres pathologies dystoniques.

En 1988, ALLERGAN prend le contrôle d'OCULINUM et en 1989, Oculinum devient **BOTOX.**

Au Royaume-Uni, dans les laboratoires militaires de PORTON DOWN, la BoNT-A anglaise est développée et sera ensuite utilisée en thérapeutique. En 1994 par la société IPSEN-BEAUFOUR lance le **DYSPORT** après l'acquisition de la société britannique Speywood (et les unités Dysport resteront des unités Speywood).

L'AMM (autorisation de mise sur le marché) a été donnée en France en 1993 aux deux toxines pour le blépharospasme, le torticolis spasmodique et le spasme hémifacial, plus l'AMM pour les troubles de l'oculomotricité pour BOTOX.

De nombreuses autres AMM suivront.

Ensuite de nombreuses équipes de chercheurs ont précisé le mode d'action intracellulaire de la BoNT-A (Dolly, Poulain, Schiavo / Montecucco, Blasi), sa structure 3D (Lacy) ou l'identification des recepteurs (Binz, Rummel, Chapman) (4).

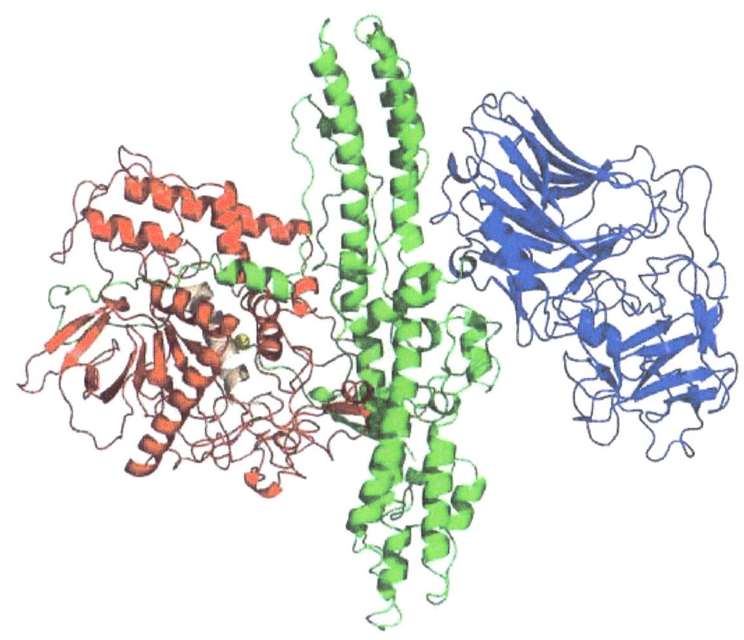

Représentation de la structure cristallographique de la BoNT-A (Lacy et al., 1998). En rouge, le domaine catalytique, en vert, le domaine de translocation et en bleu, le domaine de liaison au recepteur.

En 2001, le laboratoire ELAN sort le **NEUROBLOC** (ou MYOBLOC aux Etats-Unis) qui est la première et pour l'instant la seule toxine botulique B mise sur le marché.

Sa seule AMM concerne le torticolis spasmodique.

Actuellement, le propriétaire de cette molécule est le laboratoire EISAI.

Le laboratoire MERZ a sorti en 2005 une BoNT-A en Allemagne : **XEOMIN**, qui a été commercialisée en 2008 en France.

Les indications de la toxine se sont multipliées, obtenant ou pas une AMM en France, en particulier au XXIème siècle avec la découverte des effets antalgiques et anti-inflammatoires du produit.

En janvier 2017, le Time Magazine faisait sa couverture avec :
"How Botox Became the Drug That's Treating Everything" c'est à dire, comment Botox est devenu le médicament qui soigne tout !

Dans son article, Alexandra Sifferlin parlait de presque 800 indications…
Il faut tout de même préciser que non seulement toutes n'ont pas une AMM, mais toutes n'ont pas encore fait la preuve de l'intérêt de la toxine dans leurs traitements.

Mais en à peine deux siècles, la toxine botulique est passée du « poison-saucisse » au médicament actuel qui a le plus d'indications thérapeutiques avec non seulement une bonne efficacité, mais aussi, avec très peu effets secondaires.

MODE DE FONCTIONNEMENT DE LA TOXINE BOTULIQUE :

1- <u>Le Botulisme</u> :

Le botulisme est une toxi-infection due au Clostridium botulinum. C'est un tableau de paralysie descendante flasque avec détresse respiratoire. Le diagnostic différentiel est la maladie de Guillain-Barré, paralysie ascendante flasque, qui ces dernières années, avec l'épidémie due au virus Zika est en recrudescence dans les zones géographiques concernées.

Les premiers signes du botulisme apparaissent au niveau de l'extrémité céphalique. Tout d'abord, des signes ophtalmiques. En effet les muscles oculomoteurs sont très petits, donc, très sensibles à une forte dose de toxine. Une anomalie importante de la vision, apparaissant de façon brutale (en quelques heures) chez une personne en bonne santé peut être un signe précurseur. Le tableau clinique peut se compléter d'un ptôsis et d'une ophtalmoplégie.

Ensuite ou simultanément, apparait une sécheresse buccale intense.
La faiblesse musculaire gagne ensuite au reste du corps, de l'extrémité céphalique vers les membres inférieurs. C'est l'inverse de la maladie de Guillain-Barré, mais si on voit le patient quand la paralysie est complète, il est difficile de savoir comment celle-ci a progressé.
Une asthénie massive se rajoute au tableau.
Il n'y a pas de fièvre, pas de signes méningés.
Ce qui rendait la maladie mortelle dans ses formes graves était la détresse respiratoire due à la paralysie des muscles respiratoires. De nos jours, les patients doivent être maintenus en réanimation, sous assistance respiratoire, pendant toute la durée d'efficacité de la toxine dans l'organisme du patient.

2- <u>Mécanismes moléculaires et cellulaires de son action</u> :

La toxine botulique est donc produite par une bactérie, le Clostridium botulinum. Les Clostridium sont des bacilles Gram positif, sporulés et anaérobies stricts. Parmi ces clostridium, seuls quelques-uns produisent une toxine : « ceux produisant une toxine paralysante de type flasque ont été nommés Clostridium botulinum et ceux synthétisant une toxine contracturante, Clostridium tetani » (2).

L'explication microbiologique de l'efficacité de la BoNT-A a évolué au fil des années. Au départ, l'effet paralysant, ou du moins décontractant musculaire (à faible dose) de la toxine a été décrit comme étant dû exclusivement au blocage du relargage de l'acétylcholine (ACh) dans l'espace synaptique au niveau des plaques motrices musculaires (16).

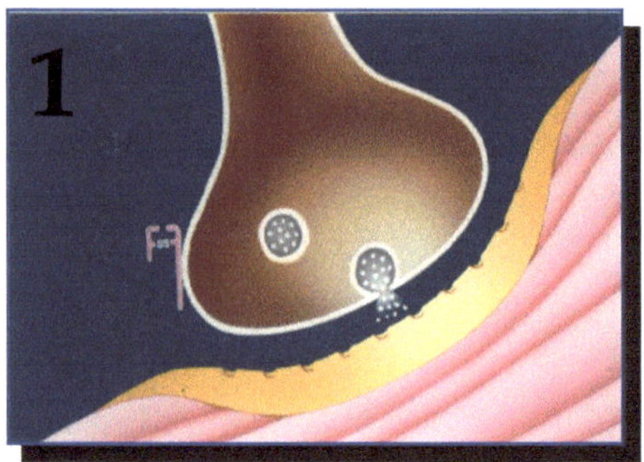

Schéma 1 : endocytose de la toxine au niveau du bouton axonal terminal

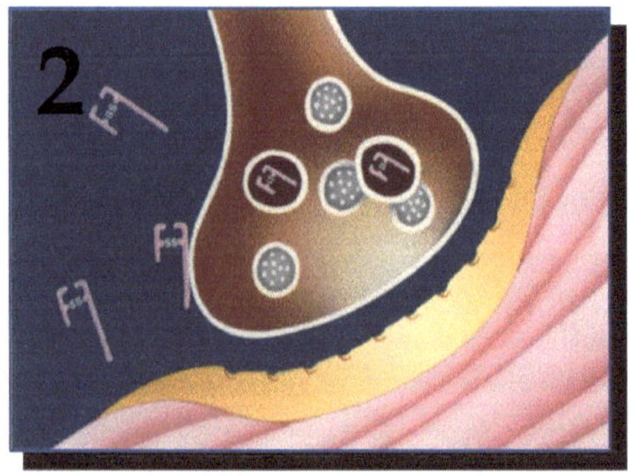

Schéma 2 : migration vers la membrane présynaptique

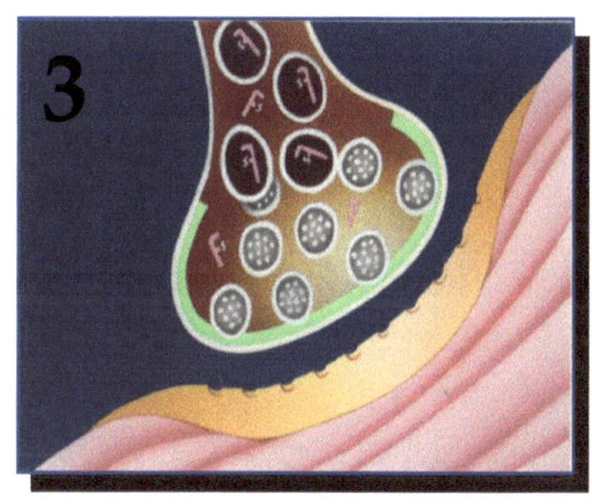

Schéma 3 : blocage de l'exocytose des vésicules d'ACh, par clivage des liaisons protéiques (synaptobrévine 2 et syntaxine, qui sont des protéines membranaires, et SNAPS 25) entre les vésicules et la membrane présynaptique

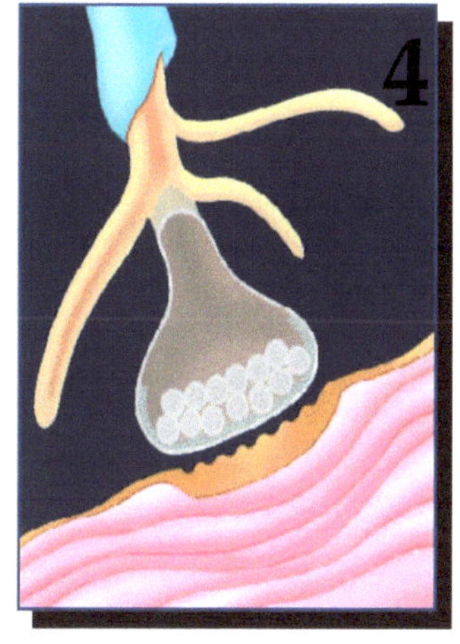

Schéma 4 : naissance des collatérales axonales avec synaptogénése et remodelage post-synaptique

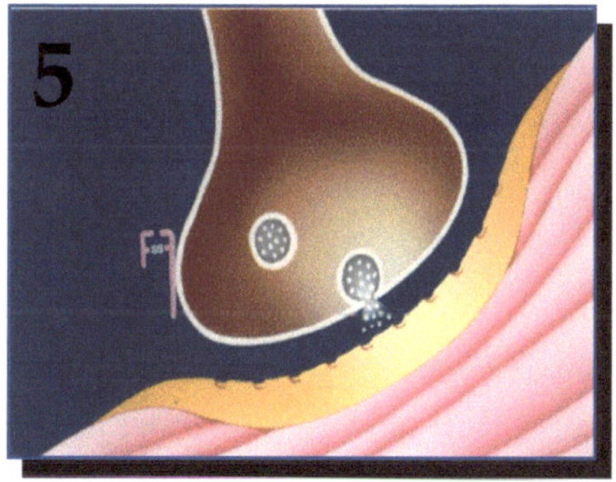

Schéma 5 : récupération fonctionnelle de la transmission neuromusculaire
Durée totale : environ 3 mois

Functional repair of motor endplates after botulinum neurotoxin   type A poisoning: biphasic switch of synaptic activity between nerve sprouts and their parent terminals.
De Paiva A, Meunier FA, Molgo J, Aoki KR, Dolly JO.
Proc Nati Acad Sci USA. 1999 mar 16 ;96 (6) : 3200-5.

Sur le schéma 1, on peut voir la phase d'endocytose de la toxine au niveau du bouton axonal terminal, puis la phase de migration vers la membrane présynaptique au schéma 2. Vient ensuite le blocage de l'exocytose des vésicules d'ACh, par clivage des liaisons protéiques entre les vésicules et la membrane présynaptique au schéma 3. Au bout de plusieurs semaines des collatérales axonales apparaissent avec synaptogénèse et remodelage post-synaptique. On a un temps pensé que ces collatérales expliquaient la reprise de la contractilité du muscle, mais il y a ensuite la récupération fonctionnelle complète de la transmission neuromusculaire.

Cette explication de l'action de la toxine sur l'ACh et sur l'activité des synapses au niveau des plaques motrices musculaires est vraie, mais dans les premières années du 21^{éme} siècle on a découvert beaucoup d'autres actions de la BoNT-A et ces actions ne pouvaient être dues au blocage de l'ACh.

L'effet antalgique de la BoNT-A ne pouvait s'expliquer par un « effet secondaire » de la décontraction musculaire. D'abord parce que cette diminution de la douleur pouvait apparaître avant la décontraction musculaire et aussi parce qu'elle apparaissait même quand aucun muscle n'était injecté (injections non intramusculaires dans la technique dite « follow the pain » c'est-à-dire injecter en nappage sur la zone douloureuse en suivant le trajet de la douleur) (5).

C'est ainsi que dans le début des années 2000 (6, 7, 8) de nombreuses études, en particulier sur les migraines, ont démontré que la BoNT-A avait des effets sur la douleur, et également sur l'inflammation d'ailleurs, indépendamment de son action neuromusculaire.

La démonstration montrait que si la BoNT-A bloque l'exocytose des vésicules d'ACh, elle ne bloque pas que ce neurotransmetteur comme on l'a longtemps cru, mais elle a aussi une action sur des neurotransmetteurs et des neuromodulateurs tels que la substance P, le glutamate, le CGRP (Calcitonin-Gene-Related-Polypeptide), la bradykinine, la prostaglandine ou la sérotonine (9).

De ces études, on peut conclure que la BoNT-A a un effet antalgique et anti-inflammatoire vrai, que ce soit de façon périphérique (directe) ou centrale (indirecte).

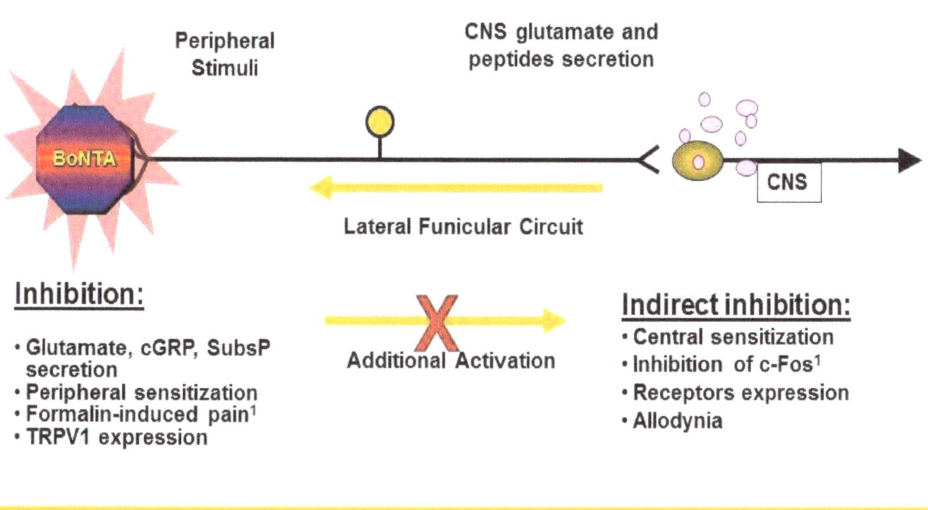

Subcutaneous administration of botulinum toxin A reduces formalin-induced pain.
Cui M, Khanijou S, Rubino J, Aoki KR.
Pain 2004 Jan; 107 (1-2): 125-33.

3- Les différents types de toxine botulique :

Il y a jusqu'à présent 7 types de Clostridium botulinum, nommés de A à G. Seules les toxines A, B et E sont responsables du botulisme humain.

Il y a eu, en 2013, un moment d'excitation dans la communauté scientifique, quand on a cru qu'une huitième toxine, H donc, avait été trouvée au

« California Department of Public Health » à Sacramento (10). L'équipe du Pr S. Arnon a isolé une nouvelle souche de C. botulinum dans les selles d'un nouveau-né atteint de botulisme (11, 12). Deux types de toxines sont produites à partir de cette souche, une toxine B et une toxine H inconnue jusque-là. La plupart des souches ne produisent qu'un seul type de toxine botulique (13), les souches bivalentes en produisent deux.

Une chape de plomb a immédiatement entouré cette découverte pour des motifs de sécurité. En effet, cette nouvelle toxine H n'étant pas neutralisable par des sérums anti-botuliques existants, elle a été considérée comme une menace. Sécurité ou protection commerciale ?

Ultérieurement, des publications ont montré que cette « nouvelle » toxine n'était pas si nouvelle, ni si dangereuse. La BoNT-H aurait une structure hybride entre A1 et F5 (14).

Il y a donc toujours 7 types de toxine et plus de 40 sous-types avec des propriétés distinctes (4).

   4- <u>Les différentes toxines utilisées en thérapeutique :</u>

En Europe, seules les toxines A et B sont utilisées.

   -   La toxine type A :

Historiquement, le premier laboratoire à produire de la toxine botulique est celui qui a racheté la toxine d'Alan Scott, OCULINUM en 1989, c'est à dire ALLERGAN, qui a mis BOTOX sur le marché.

En 1994, la société IPSEN-BEAUFOUR lance le DYSPORT après acquisition de la société britannique SPEYWOOD. Enfin, en 2005 en Allemagne et en 2008 en France, la société MERZ sort le XEOMIN.

Ces 3 produits ont maintenant des équivalents esthétiques :

     VISTABEL pour BOTOX

     AZZALURE pour DYSPORT

     BOCOUTURE pour XEOMIN

Les toxines esthétiques sont les mêmes que leur équivalent thérapeutique. Seules Azzalure et Dysport ont une légère différence microbiologique.

La législation française exige que les produits esthétiques soient immédiatement identifiables et aient un nom différent.

Pour la première fois, en 2003, les autorités françaises ont délivré une AMM pour la toxine en esthétique. Les injections esthétiques ont pu dés lors être faites dans des cabinets privés (jusque-là, les injections fonctionnelles étaient faites dans des établissements, fussent-ils publics ou privés) et dans ce cas, 5 spécialités médicales ont eu le droit d'injecter en esthétique en cabinet privé :

    Ophtalmologues

    Chirurgiens maxillo-faciaux

    ORL cervico-faciaux

    Chirurgiens plasticiens

    Dermatologues

Tous les praticiens peuvent toujours injecter en esthétique ou en fonctionnel dans le cadre d'une institution publique ou privée, à condition qu'ils aient les compétences pour cela (y compris que la zone injectée corresponde à leur spécialité) et que toutes les conditions de sécurité soient réunies.

-   La toxine type B :

La seule toxine B utilisable en France est NEUROBLOC. Elle est connue sous le nom de MYOBLOC aux Etats-Unis. Lors de sa sortie sur le marché français en 2001, Neurobloc était produit par le laboratoire ELAN Pharmaceuticals. Cette toxine n'a qu'une seule AMM en France : la dystonie cervicale (ou torticolis spasmodique) chez l'adulte. Beaucoup d'injecteurs n'ont pas l'habitude de l'utiliser. C'est ainsi que le succès commercial a été très mitigé et que la molécule a changé de laboratoire assez souvent au fil du temps pour être maintenant commercialisée par le laboratoire japonais EISAI.

La toxine B est peu utilisée et même l'indication de s'en servir en cas de non-réponse à la BoNT-A ou de résistance à celle-ci, est laissée de côté.

Quelle que soit la toxine utilisée, IL EST A NOTER qu'il n'y a pas d'unités internationales. Chaque laboratoire a créé ses propres unités, sans aucun ratio possible.

Tout est différent : la structure moléculaire, les complexes protéiques, l'activation, le clivage des complexes, le mécanisme d'action, la pharmacologie et la pharmacocinétique.

Les AMM sont différentes également.

Il faut donc bien préciser si on est en présence d'unités BOTOX ou ALLERGAN, d'unités SPEYWOOD (Dysport) ou d'unités XEOMIN.

Mettre UI (unités internationales) après une dose de toxine est un non-sens et une faute !

5- <u>Les différentes actions de la toxine :</u>

La plus connue est l'action myorelaxante, voire paralysante au-delà d'une certaine dose.

Elle réduit la sécrétion des glandes lacrymales, nasales, salivaires, sudoripares et de la prostate (4, 15).

La BoNT-A a également une action sur la douleur et l'inflammation (16).

Depuis quelques années, certaines équipes ont même noté un effet anti-TNF alpha (17).

La durée d'action de la toxine varie en fonction de la zone anatomique ciblée. La rapidité d'action est aussi variable suivant le type de tissu injecté.

L'effet de décontraction musculaire peut être assez rapide, durant de 24 heures à quelques jours, alors que l'action anti-nociceptive peut apparaître au bout de 2 semaines.

Ce temps de latence pourrait être expliqué par une action centrale spécifiquement dans ce cas (4).

Cette action centrale pourrait également expliquer une action bilatérale de la toxine après injection unilatérale….(18).

6- <u>Les différentes AMM de la toxine :</u>

Quelle que soit la marque de toxine, elle est utilisée dans le cadre de l'AMM pour les troubles oculaires, les dystonies focales, le spasme hémifacial, le pied équin spastique de l'enfant IMC à partir de 2 ans, la spasticité des membres chez l'adulte, l'hyperhidrose….les rides de la glabelle, …..la vessie neurologique et la vessie hyperactive.

La BoNT-A n'a pas obtenu l'AMM en France pour la migraine, mais dans les autres pays européens et aux Etats-Unis, elle l'a.

7- Les contre-indications du traitement :

- L'intolérance au principe actif ou aux excipients s'il y en a
- La grossesse et l'allaitement par principe de précaution
- Les maladies du motoneurone de type sclérose latérale amyotrophique (SLA) ou maladie de Charcot, la sclérose latérale primitive et le syndrome de Kennedy (héréditaire)
- Les myalgies et myasthénies, la maladie de Lambert-Eaton

8- Les interactions médicamenteuses :

- Curares : injections si possible à distance des interventions
- Aminosides ou aminoglycosides : effet curare-like par voie parentérale
- Chloroquine : diminue l'efficacité, car elle limite l'internalisation de la toxine
- Ciclosporine : potentialise
- Les anticoagulants et anti-inflammatoires ne sont pas une contre-indication tant que : TP >30% ou INR<3
- Il a été reporté que l'apparition d'anticorps neutralisants peut être reliée à l'utilisation de traitement comme l'insuline, l'interféron béta, l'érythropoïétine recombinante humaine, ou l'hormone de croissance (19).

9- Les effets secondaires :

Ils dépendent de la posologie, de la topographie des injections, d'erreurs techniques, du non-respect des bonnes pratiques et de la spécialité de l'injecteur et de la marque de la toxine.

Effets généraux : asthénie, syndrome grippal, botulisme-like

Effets locaux : paralysie, parésie et leurs conséquences

         diffusion aux muscles voisins

         hématomes (anticoagulants)

amyotrophie (injections répétées)

Locaux et généraux : sécheresse des yeux et de la bouche

diplopie

dysphagie

aphonie

10-   Posologie :

Elle dépend du muscle, de sa morphologie, de son volume, de son innervation, de sa fonction

De la glande excrétoire

De la douleur ou de l'inflammation

De l'intensité de la pathologie

Du handicap généré

Du poids du sujet

Des buts thérapeutiques

Des résultats obtenus lors des précédentes injections

De la spécialité pharmaceutique (pas de ratio possible)

11-   Immunorésistance à la BoNT-A :

Les cas d'immunorésistance à la BoNT-A sont rares et souvent injecteur-dépendants (20, 21).

Les doses, la fréquence d'injection et les éventuels changements de marque de toxine peuvent en être à l'origine (22). Le switching, c'est-à-dire le changement de marque de BoNT-A, augmente notablement le développement d'anticorps neutralisants (23), même si cela ne provoque que rarement une diminution de l'efficacité de la toxine.

LA NEVRALGIE OCCIPITALE OU NEVRALGIE D'ARNOLD

La névralgie occipitale, ou névralgie d'Arnold, se caractérise par une douleur paroxystique, « en éclair », ou à style de décharges électriques ou élancement, souvent sur un fond douloureux permanent, à type de paresthésies ou de brûlures, survenant à la jonction cervico-occipitale et irradiant de façon ascendante, uni- ou bilatérale jusqu'à la région frontale. Elle représenterait 8,7 % des névralgies ayant une origine cervicale (24).

Décrite pour la première fois par Beruto et Ramos en 1821 (25), elle est surtout connue par la description qui en a été faite par celui dont elle porte le nom, le professeur d'anatomie allemand Friedrich Arnold, à Heidelberg, en 1834.

Elle est due à une irritation de la branche primaire dorsale du second nerf cervical et se révèle le plus souvent unilatérale (26).

Elle peut prendre la forme d'épisodes migraineux avec nausées, troubles visuels et céphalées pulsatiles hémi-crâniennes.

Les manifestations bilatérales ne représentent qu'un tiers des cas (27).

La douleur peut être de nature névralgique, paroxystique ou chronique, avec des douleurs de fond continues, entrecoupées de phases d'intensification, soit spontanées, soit provoquées notamment par les mouvements de la colonne cervicale et par la pression sur la zone d'émergence du nerf, à la base du crâne, au niveau de la naissance des cheveux.

Elle semble se manifester plus fréquemment chez les femmes, souvent associée à un syndrome anxiété-dépression, ce qui soulève des questions sur son origine, qu'elle soit entretenue par le terrain, ou qu'elle soit liée à l'existence d'un syndrome dépressif réactionnel à son caractère chronique, pénible et parfois invalidant, réfractaire au traitement médical.

La description classique de la névralgie d'Arnold faite par Hammond et Danta en 1978 (26), mettait l'accent sur les variations de sa forme clinique, qui pouvait associer des épisodes de douleurs paroxystiques ou de douleurs de fond permanentes, avec une sensibilité marquée de la zone cutanée au niveau de la ligne occipitale supérieure, au point où le nerf devient le plus superficiel, une modification de la sensibilité cutanée qui se manifeste par une hypoesthésie de la zone de projection correspondante, voire une dysesthésie, variable dans sa surface et son intensité.

DIAGNOSTIC ETIOLOGIQUE ET DIAGNOSTIC DIFFERENTIEL :

Un certain nombre de pièges diagnostiques doivent être connus : toute cause organique doit d'abord être éliminée par une étude étiologique précise, avec un bilan inflammatoire, et un scanner de la fosse crânienne postérieure et de la jonction cranio-spinale, éventuellement une IRM.

La névralgie d'Arnold peut, en effet, être un indicateur de lésions affectant la charnière cranio-cervicale (malformation d'Arnold-Chiari) ou de lésions tumorales (neurinome ou méningiome du foramen magnum ou du clivus) ou encore d'une malformation vasculaire (28, 29, 30, 31). Un cas exceptionnel de neurinome du grand nerf occipital a même été rapporté (32).

Certaines névralgies peuvent être secondaires à un traumatisme cranio-spinal, parfois sans lésions instables visibles, mais avec des modifications dégénératives (discarthrose, uncarthrose) décompensées par le traumatisme subi (33).

Plus rarement, des fractures ou des luxations de la colonne cervicale sub-occipitale, surtout si elles sont inconnues et évoluent vers la formation de cals vicieux, peuvent être à l'origine de ce type de douleur. Les affections de la jonction cranio-spinale et de la colonne vertébrale sub-occipitale ne doivent pas non plus être ignorées : polyarthrite rhumatoïde et spondylarthrite rhumatoïde (34). Certains cas ont même été rapportés après une chirurgie postérieure de la moelle épinière (27), une arthrodèse en C1-C2 (35) ou une chirurgie pour neurinome de l'acoustique (36).

Néanmoins, dans la plupart des cas, la névralgie occipitale est primitive. Dans la détermination de cette affection peuvent intervenir des contractures musculaires, notamment par les muscles traversés par le grand nerf occipital d'Arnold (*trapezius* et *semispinalis capitis*) ; le rôle irritatif de l'*obliquus capitis superior* a été mentionné par certains auteurs, qui ont suggéré de sectionner ce muscle (37).

Cette étiopathogénie a également été évoquée pour des patients anxieux, tendus, déprimés ou même névrosés, chez lesquels on observe une certaine hypertonie musculaire, notamment dans la zone nucale, qui pourrait déclencher ce type de névralgie. Enfin, il convient de mentionner ici la théorie de Maigne (38), concernant des perturbations mineures de l'articulation zygapohysaire C2-C3, qui peuvent également entraîner une névralgie occipitale.

Afin de confirmer le diagnostic de névralgie occipitale, la douleur rapportée doit se situer dans la zone de projection cutanée du nerf occipital supérieur et la pression au point d'émergence de ce nerf, à deux doigts de distance en dehors de l'apophyse rachidienne de C2, déclenche une sensibilité douloureuse, voire une irradiation occipitale vers le haut (33). Ce point douloureux caractéristique, à l'émergence du nerf au niveau du muscle trapèze, avait été signalé par Valleix dès 1841. Dans certains cas, l'examen peut révéler une hyperesthésie du cuir chevelu ou, parfois, mais plus rarement, une hypoesthésie dans la région du nerf.

DONNEES ANATOMIQUES :

Friedrich Arnold, dans sa description initiale de la symptomatologie, n'avait en fait décrit que les branches terminales sous-cutanées du nerf dans le territoire céphalique. La description complète de celui-ci ne sera réalisée que bien plus tard par les anatomistes classiques, dans la deuxième partie du 19éme siècle : Hirschfeld, Beaunis et Bouchard, Sappey, Tillaux, Poirier, Testud…

La racine postérieure du deuxième nerf cervical est formée de trois à six radicelles, et émerge entre le collet du bulbe et le renflement cervical au niveau du sillon collatéral postérieur de la moelle. Ces filets radiculaires postérieurs se dirigent horizontalement et forment un éventail à base médullaire de 10mm de hauteur (Fig.1).

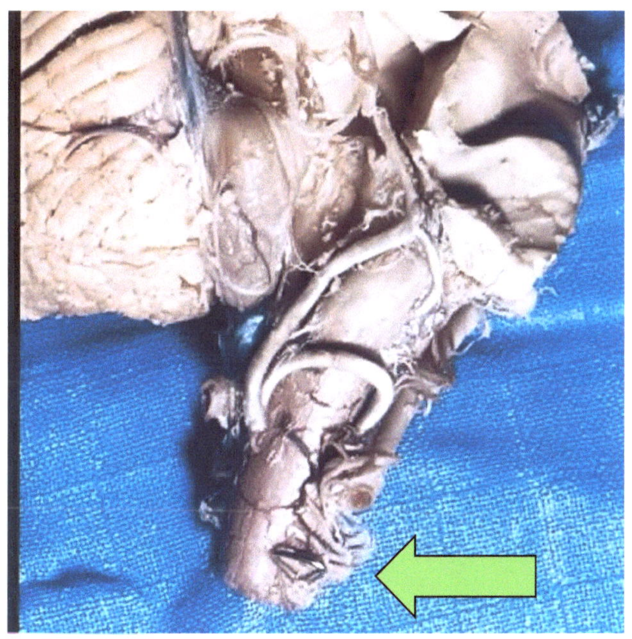

© **PJ Finiels, 1995**

Figure1 : Dissection de la jonction bulbo-médullaire montrant l'origine du Nerf d'Arnold

Des anastomoses sont fréquentes entre la racine postérieure de C2, celle de C3 et la racine médullaire du nerf accessoire (XI).

Le ganglion spinal appartient à la racine postérieure de C2 : de forme ellipsoïdale, il mesure en moyenne 4 mm d'épaisseur pour 8mm de longueur, orienté en bas et en dehors, en situation extradurale dans un espace limité en dehors par la dure-mère, en avant par l'articulation C1-C2 latérale, en haut par l'arc postérieur de l'atlas et en bas par la lame de l'axis. Il est étroitement adhérent à la capsule de l'articulation C1-C2 dans cet espace. Il est situé en moyenne à 9mm du trajet de l'artère vertébrale qui passe en avant et en dehors (39).

Le nerf rachidien est toujours très court (2mm) et se divise en 2 branches : La branche antérieure motrice, ou rameau ventral de C2, qui suit la direction du ganglion, et qui se moule ensuite sur la face postérieure et latérale de l'artère vertébrale ;

La branche postérieure ou rameau dorsal de C2, qui constitue le nerf grand occipital, d'Arnold et qui se dirige en arrière et latéralement dans un espace limité en avant par l'articulation C1-C2 latérale et en arrière par la membrane atlanto-axoïdienne qu'elle ne traverse jamais (39). Elle s'incurve ensuite vers le haut, le long du bord inférieur de *l'obliquus capitis superior* (40).

Ce nerf émerge ainsi à une distance moyenne de 3,8 cm en dehors de la ligne joignant la protubérance occipitale externe au relief des apophyses rachidiennes cervicales postérieures (41) dans le triangle de Tillaux, formé par le *rectus capitis posterior major* à l'intérieur, l'*obliquus capitis superior* en haut et à l'extérieur et l'*obliquus capitis inferior* en bas et à l'extérieur (Fig. 2).

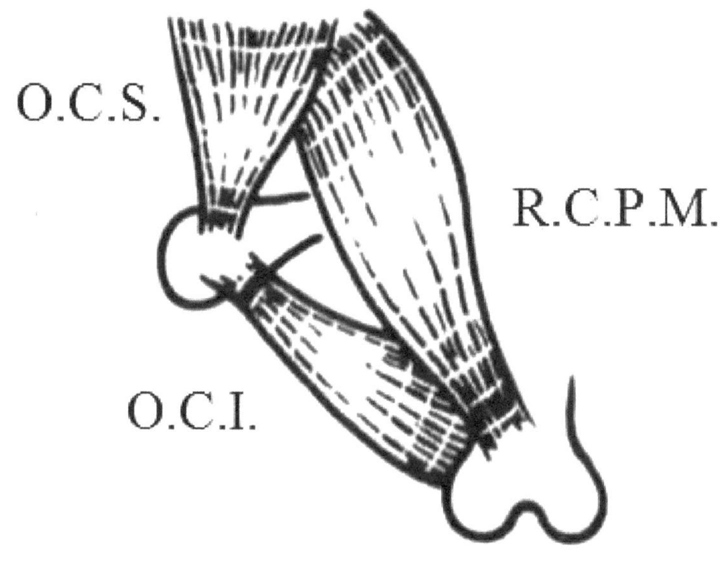

© PJ Finiels, 1993

Figure 2 : Triangle de Tillaux gauche, vu de l'arrière du crâne.

Il croise ensuite le *semispinalis capitis* et perfore la lame tendineuse du trapèze à une distance moyenne de 53 mm de la protubérance occipitale externe (42) ; il se ramifie ensuite au niveau de la partie postérieure du cuir chevelu, jusqu'à une ligne virtuelle qui rejoint les canaux auditifs externes et passe par le vertex (Fig. 3). Il peut facilement être anesthésié ou lésé en un point situé 2 cm à l'extérieur et 2 cm en dessous de la protubérance occipitale externe (27, 43).

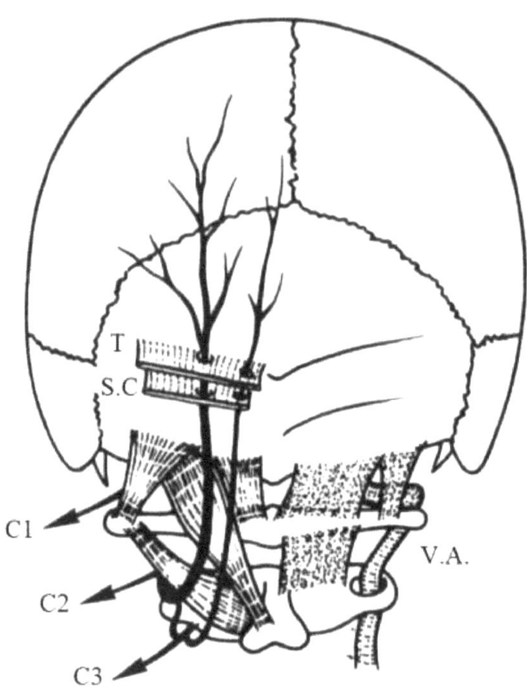

© PJ Finiels, 1993

Figure 3 : Trajet occipital du Nerf d'Arnold et de la branche sensitive du 3°
nerf spinal cervical.

Dans la plupart des études, on a constaté qu'il était relativement volumineux,
mesurant entre 2,5 et 3,5 mm de diamètre et généralement anastomosé par
une branche médiane avec le troisième nerf spinal cervical (44).

Les branches terminales sensitives les plus latérales atteignent la région
pariétale et la face postérieure du pavillon de l'oreille au voisinage du nerf
auriculo-temporal, les branches les plus médiales ne se rejoignant qu'au-
dessus du sommet de l'occipital et délimitant une zone triangulaire à base
inférieure innervée par les branches postérieures de C3 (39).

Les branches terminales moyennes enfin, sont les plus longues, et se
prolongent jusqu'à la suture fronto-pariétale, croisant à angle aigu les
branches supra-orbitaires du nerf frontal (V1-ophtalmique de Willis) (39).
Cette convergence rend compte des céphalées frontales dans les cas de

tumeurs de la fosse postérieure et de la douleur orbitaire en cas de névralgie occipitale. Elle explique également la cellulalgie du sourcil fréquemment observée en cas de névralgie d'Arnold ou de dérangement mineur C2-C3 (47).

L'existence de zones douloureuses dans la région rétro-orbitaire ou dans la région faciale, souvent décrites par les patients, pourrait également s'expliquer par le fait que les fibres nociceptives vertébrales concernées convergent avec les fibres trigéminales à la jonction médullaire spinale (26, 45, 46), une convergence marquée des afférences primaires des trois premières racines cervicales au niveau du *Subnucleus caudalis* du segment spinal C1 ayant même été démontrée (48).

La localisation même de la racine sensitive du deuxième nerf cervical peut aussi expliquer la facilité avec laquelle il peut être traumatisé, car il passe directement au-dessus de l'arc postérieur de l'axis, et il n'est pas protégé par le pédicule ou la masse articulaire des vertèbres, comme le sont les nerfs spinaux cervicaux inférieurs. L'extrême mobilité de l'articulation C1-C2 joue probablement aussi un rôle, une situation qui n'existe probablement pas entre l'atlas et l'os occipital (45).

OPTIONS THERAPEUTIQUES :

De nombreuses modalités thérapeutiques ont été proposées pour ce type de névralgie avec des fortunes diverses.

Les traitements dits conservateurs n'ont jamais montré d'efficacité supérieure à celle d'un placebo, qu'il s'agisse d'une immobilisation par collier, de séances de kinésithérapie, cryothérapie, etc. (49).

Traitements médicamenteux : L'utilisation de certains médicaments contre la migraine, les anti-inflammatoires non stéroïdiens ou même des anticonvulsivants, notamment la carbamazépine, par analogie avec la névralgie faciale, semble intéressante, de même que le recours à la pharmacopée traditionnelle ou à l'acupuncture (50, 51).

Neurostimulation transcutanée : L'introduction plus récente de la stimulation transcutanée a montré des résultats qui doivent être confirmés à plus grande échelle (52, 53, 54, 55), la seule étude multicentrique disponible (53), réalisée après que chaque patient ait subi au préalable un bloc anesthésique à des fins diagnostiques, ayant néanmoins permis de distinguer de façon intéressante certains facteurs prédictifs d'efficacité (survenue post-traumatique, moindre quantité d'anesthésique nécessaire) ou d'échec (projection particulièrement douloureuse devant le vertex).

Techniques d'infiltration : Les blocs nerveux percutanés, tant diagnostiques que thérapeutiques, utilisant des anesthésiques seuls ou associés à des corticostéroïdes, ont montré largement leur intérêt depuis longtemps (27, 56, 57, 58, 59, 60, 61), apportant un soulagement rapide dans pratiquement tous les cas, mais malheureusement leur effet paraît d'une durée extrêmement variable selon les patients, ce qui ne permet pas de l'utiliser comme traitement électif. Il semble cependant logique de proposer de tels traitements à des fins diagnostiques avant d'essayer quelque chose de plus agressif.

De même, nous pouvons nous référer aux essais de traitement par acupuncture, déjà signalés, qui ont également montré des résultats intéressants (51, 62), mais leur utilisation est délicate chez le patient occidental, pas toujours habitué à ce type de traitement.

Techniques chirurgicales : De nombreuses techniques chirurgicales ont également été proposées, généralement avec succès, mais elles sont finalement peu utilisées lorsque les implications de telles intervention sont mises en balance avec la relative bénignité de cette pathologie.

La gangliectomie microchirurgicale de C2 semble être la technique la plus usitée (63), même si elle provoque régulièrement nausées et sensations d'étourdissements passagers qui peuvent durer plusieurs jours. Les techniques plus simples de décompression du nerf occipital, tout en donnant des résultats rapides et généralement excellents (64, 65), sont souvent suivies d'une récidive à un moment donné, ce qui soulève la question d'une éventuelle indication pour des techniques plus agressives, telles qu'une plus grande excision du nerf occipital (66) ou des interventions intra-durales comme la section de la racine dorsale du nerf (67) ou la rhizotomie postérieure partielle, qui ont été développées pour minimiser les problèmes sensoriels résultant des anciennes techniques (68). Il semble, en effet, que la simple décompression du nerf pouvait donner des résultats variables selon le niveau où elle était effectuée, en tenant compte de l'anatomie locale (64, 69).

Thermocoagulation : La dénaturation par radiofréquence, telle que nous la pratiquons depuis plus de 30 ans, donne également de bons résultats, quelle que soit la technique utilisée (70, 71, 72).

L'intervention est réalisée, sous neuroleptanalgésie et anesthésie locale cutanée, rapidement sur un patient en position ventrale et couchée. Sous contrôle radioscopique, l'aiguille est mise en contact avec le bord postérieur de C2, puis, selon une direction latérale plus oblique, au point d'émergence du grand nerf occipital au niveau de la membrane altlanto-axoïdienne (Fig.4).

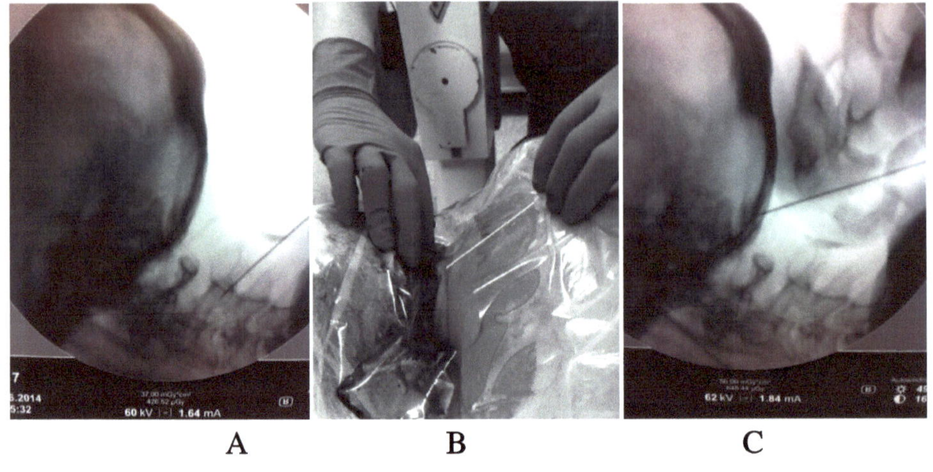

© **PJ Finiels, 2016**

Figure 4 : Thermocoagulation directe du grand nerf occipital : position initiale de l'aiguille au contact de l'arc postérieur de C2 (A), déplacement secondaire de l'aiguille en direction ascendante et externe au contact de la membrane atloïdo-axoïdienne (B), réalisation d'une seconde lésion au niveau de l'écaille occipitale (C).

La stimulation électrique permet une localisation beaucoup plus précise du point-cible que la seule fluoroscopie. La lésion est ainsi réalisée à 70°C pendant 60 secondes, le geste étant systématiquement répété en un point situé à 2 cm en dehors de la protubérance occipitale externe, ajusté en fonction des résultats de la stimulation locale. L'efficacité de la procédure est confirmée par l'étude de la sensibilité du cuir chevelu aux piqûres d'épingle (hypoesthésie) et par la multiplication par un facteur d'au moins 3 du niveau de perception de la stimulation électrique (soit de 0,5 à 1,5V). Nos résultats corroborent ceux des principales études publiées (27, 41, 72), avec 85% de bons résultats confirmés après au moins 6 mois de suivi, dans notre revue la plus récente (49).

Néanmoins, les complications associées peuvent être fréquentes, jusqu'à 13% dans l'étude de Hamer et Purath (72), 4% dans la nôtre, dont deux cas graves (un décès et une déficience neurologique permanente) (49). C'est ce risque de complications qui nous a conduit à nous tourner vers des alternatives thérapeutiques moins conventionnelles, au premier rang desquelles l'utilisation de la toxine botulique.

- *Stimulation nerveuse périphérique implantée* :

Son utilisation dérive de l'expérience acquise dans le traitement des douleurs neuropathiques périphériques par implantation de sondes de neurostimulation extradurales, technique maintenant utilisée depuis plus de 30 ans en pratique neurochirurgicale courante.

Après la publication princeps de Oh et al (73) en 2004, d'autres études ont commencé à voir le jour à partir de 2008, montrant un effet dans 60-80% des cas sur différents types de céphalées (migraine chronique, névralgie trigéminale) en plus de la névralgie occipitale. Tous les auteurs insistent sur l'efficacité plus marquée de l'utilisation d'électrodes rubanées en lieu et place des électrodes cylindriques initialement recommandées, mais ils attirent également l'attention sur le pourcentage non négligeable de complications en rapport avec cette technique (32, 50, 62, 74).

Néanmoins sa relative innocuité nous la fait préférer de première intention à toute autre technique chirurgicale dans notre pratique régulière, son utilisation étant néanmoins freinée par le coût de la technique, non reconnue ni prise en charge par l'Assurance Maladie dans notre pays.

En pratique, l'implantation d'un neuro-stimulateur est décidée en cas d'échec total des méthodes non invasives de traitement et après avis complémentaire d'un algologue et d'un psychiatre. Deux électrodes rubanées sont positionnées selon un schéma « en T », chaque électrode ayant un cheminement divergent à partir d'un point médian, situé immédiatement au-dessous de la protubérance occipitale externe et parallèle à la ligne nucale supérieure, le positionnement se faisant au contact direct de l'aponévrose musculaire avec suture directe à son contact (Fig. 5).

Une période de test d'au moins 10 jours, avec utilisation d'un stimulateur externe et évaluation indépendante de l'efficacité (algologue) est jugée indispensable avant implantation définitive.

Deux électrodes à 4 plots, type Resume* II (Medtronic* Minneapolis, MN, USA), reliées à un stimulateur à double canal type Prime Advance* (Medtronic* Minneapolis, MN, USA) sont utilisées en pratique. Les paramètres de stimulation retenus sont un plot « négatif » (le plus médial) pour 3 plots « positifs » (les plus latéraux), un fonctionnement continu pendant la journée avec une amplitude de 1 (0,6-1,6) V, une largeur d'onde de 270 µs et une fréquence de 70 Hz, le patient étant libre d'arrêter ou déclencher son stimulateur à volonté.

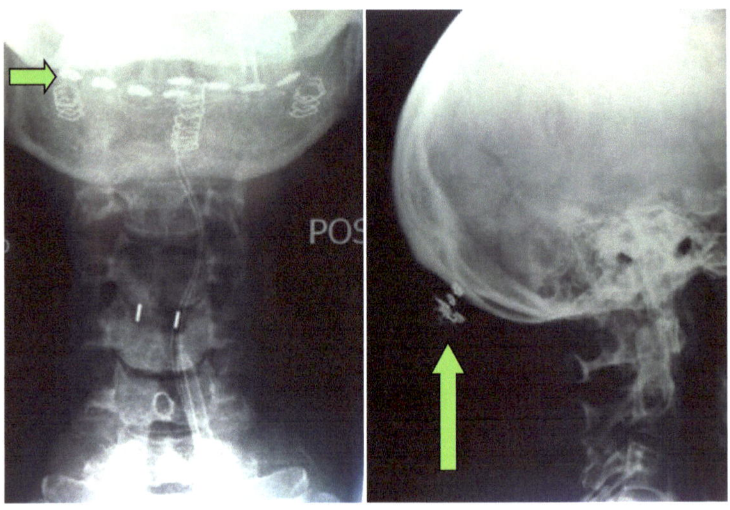

© PJ Finiels, 2016

Figure 5 : Radiographies de contrôle, après mise en place de deux sondes de neurostimulation périphérique (A : Face ; B : Profil).

Dans notre expérience, parmi les 9 patients traités, on en compte 7 (77,8%), tous de sexe féminin, qui ont eu un excellent résultat, avec arrêt total des médications antalgiques, 1 qui a obtenu un résultat moyen avec poursuite des prises de carbamazépine et le seul cas masculin de la série a été un échec total, avec retrait de l'appareillage, 19 mois après son implantation (49). Aucune complication, notamment de nature infectieuse, n'a été à déplorer.

PROTOCOLE D'ETUDE

En 2011, nous avons commencé dans le service de chirurgie maxillo-faciale du CHU de Montpellier un protocole d'étude sur l'intérêt de la BoNT-A dans les douleurs dues à la névralgie d'Arnold (49).

Connaissant les résultats encourageant de l'utilisation de la BoNT-A pour soulager les douleurs (75), y compris les douleurs d'origine neurologique (76, 77, 78), il nous a semblé intéressant de tester cette possibilité thérapeutique dans le cadre du traitement des névralgies occipitales et de comparer nos résultats avec ceux des rares études qui avaient été publiées à l'époque.

La toxine utilisée dans ce protocole était de type A et de marque ALLERGAN (Botox*: Allergan Pharmaceuticals, Westport, Ireland).

Donc, par la suite, même si nous avons précisé plus haut qu'il faut toujours dire quelle marque de toxine a été utilisée, puisque nous n'avons pas d'unités internationales, dans ce cas, nous ne le repréciserons pas étant entendu que tout le protocole a été fait avec des unités Botox.

Pour la préparation des patients qui allaient être injectés avec de la BoNT-A, ils devaient faire un shampooing avec de la povidone-iodine dermique le matin de l'injection. En 2011, c'était ce produit qui était conseillé en douche et shampooing préopératoires.

Dans certains cas, le patient pouvait venir une heure avant, pour avoir soit la pose d'une crème anesthésiante, éventuellement, une prémédication, soit les deux.

Lors du geste, parfois, du MEOPA (mélange équimolaire d'oxygène et de protoxyde d'azote) pouvait être utilisé et si nécessaire de l'hypnose médicale.

Immédiatement avant le geste, après ablation de la crème anesthésiante, les cheveux étaient rincés à la chlorhexidine et un pré-champ était fait par l'infirmière.

Deux différents types d'injection étaient ensuite réalisés et ce protocole est toujours utilisé :

- Une injection en nappage du scalp au niveau des zones douloureuses.
- Des injections intramusculaires des muscles cervicaux concernés par la névralgie.

A- <u>Injection du scalp :</u>

L'injection se fait par « nappage » de la zone douloureuse, c'est-à-dire des multi-injections. Suivant la surface de la zone à injecter, on choisit la dose à injecter et la dilution : en simple dilution (100 U / 1 ml de NaCl), en double dilution (100 U / 2 ml de NaCl) ou en triple dilution (100 U / 3 ml de NaCl). On commence au niveau de la zone d'émergence du nerf dans le triangle de Tillaux ou triangle occipital et on injecte le scalp en remontant, suivant le trajet douloureux : zone occipitale, pariétale (voire supra-auriculaire), en suivant la ligne paramédiane vers le vertex et jusqu'au frontal, prenant bien soin, même si la douleur irradie vers « l'arrière de l'œil », de ne pas injecter trop près du releveur du sourcil, pour éviter un ptôsis. Les points d'injection sont espacés de 0,5 mm à 1 cm les uns des autres (toujours suivant la taille de la zone à injecter) et les injections sont faites en sous-cutané profond (Fig. 6, 7 et 8).

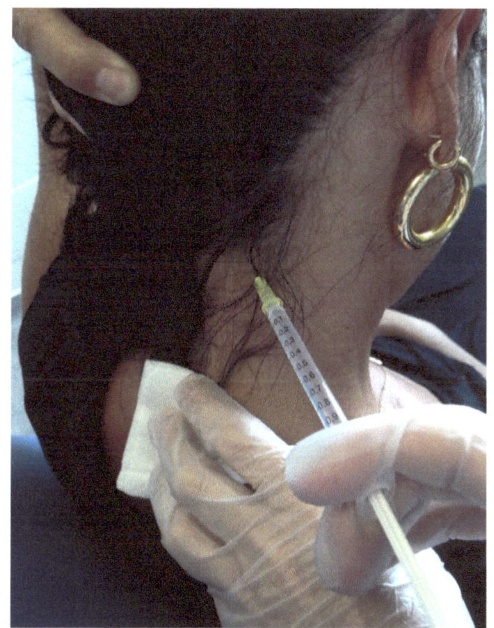

© D. Batifol 2016

Figure 6 : Injection en nappage et en double dilution du triangle de Tillaux.

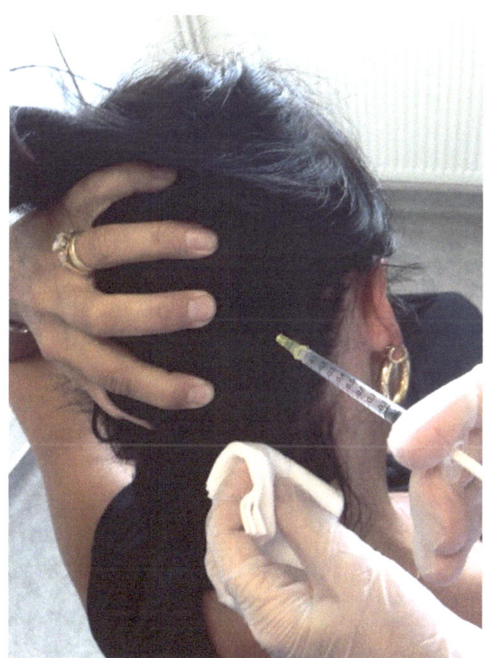

© D. Batifol 2016

Figure 7 : suite du nappage au niveau du scalp.

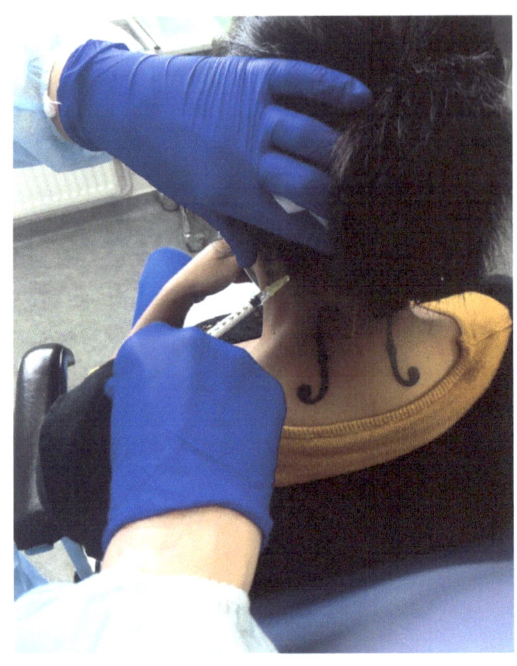

Figure 8 : autre exemple de nappage de scalp.

B- <u>Injection des muscles cervicaux :</u>

Les muscles cervicaux douloureux et « tétanisés » sont le plus souvent le trapèze (50 à 100 U), le splenius capitis (50 à 80 U) et parfois le sus-épineux (30 à 50 U) (Fig. 9, 10 et 11).

Les injections intramusculaires sont faites en dilution normale (100 U / 1ml) ou en concentré (100 U / 0,5 ml) en une ou deux injections. Nous essayons ainsi de diminuer la douleur de l'injection due au volume injecté et nous n'injectons pas plus de 50 U / point d'injection pour optimiser nos résultats, en effet, plusieurs points d'injection permettent d'atteindre plus de plaques motrices.

Comme l'injection du scalp, ces injections peuvent être uni- ou bilatérales, suivant la localisation de la douleur du patient.

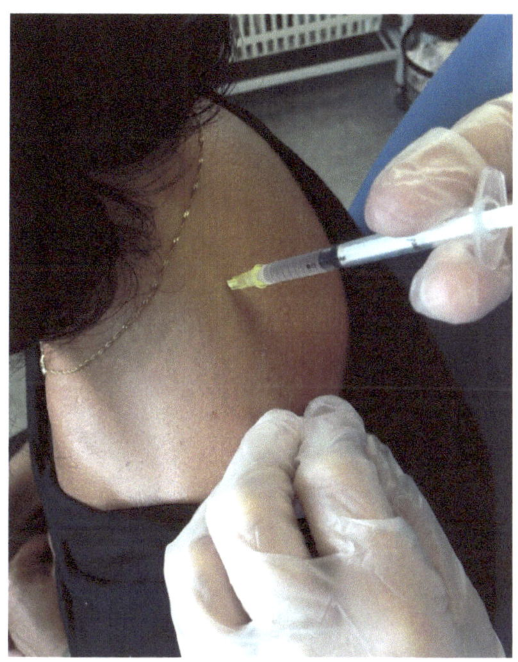

Figure 9 : injection intramusculaire du trapèze.

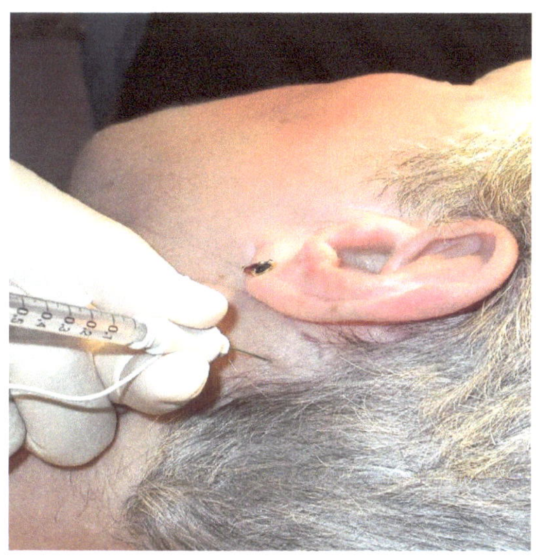

Figure 10 : injection intramusculaire du splenius capitis.

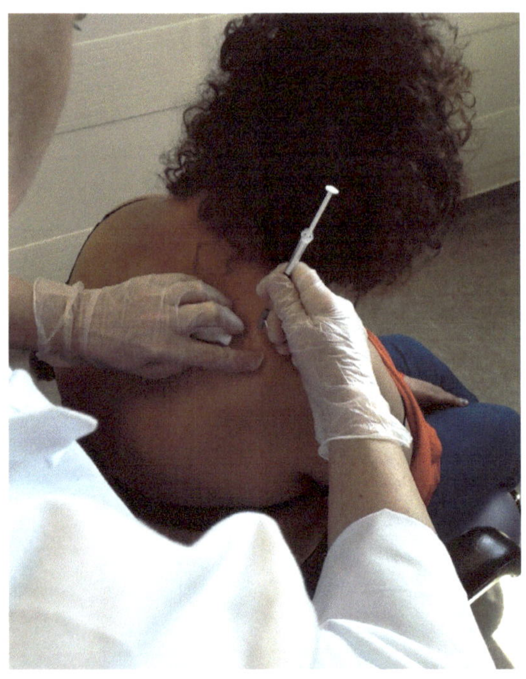

Figure 11 : injection du sus-épineux.

Les doses utilisées par patient et par séance allaient de 50 à 300 U, avec une dose moyenne de 145 U.

La diminution de la douleur commençait 15 jours après l'injection et s'installait complétement au bout d'un mois.

Les patients devaient être réinjectés tous les 3 mois. Le nombre total de séances nécessaires variant d'un patient à l'autre.

Parfois, la douleur revenait en fin d'efficacité du produit, nous obligeant à prévoir des injections très régulières pour éviter une réapparition de la douleur, chez des patients qui ne la supportent plus du tout, car ils se sont très bien adaptés à sa disparition ou à sa nette diminution.

Nous avons dans l'étude comparé les résultats de différentes techniques et collecté les résultats d'une série de 111 cas dont le diagnostic avait été confirmé par bloc anesthésique.
Au départ, nous avions 78 patients traités par thermo-lésion, 37 (23 femmes et 14 hommes) par BoNT-A et 5 par neuro-stimulateur. Neuf ont été perdus de vue.

Pour toutes les techniques, le pourcentage de patients soulagés est proche de 85%.

Le traitement par BoNT-A est douloureux (les autres sont faits sous anesthésie générale) et itératif, mais c'est le seul qui n'a pas d'effet secondaire. Le seul inconvénient de cette technique est un potentiel affaiblissement de la musculature cervicale.

Il a été difficile de comparer nos résultats avec des publications précédentes, car elles étaient très peu nombreuses, avec un *case report* (79), ou des séries très courtes (80). Les auteurs avaient pris l'option d'une étude rétrospective avec des injections systématiques de 50 U Botox* au point d'émergence du nerf, sans aucune adaptation au patient ou à sa pathologie. Les résultats étaient bons mais sur des séries de 6 personnes à chaque fois. Sur une série bien plus importante comme la nôtre, le résultat s'est avéré meilleur en adaptant le traitement à chaque cas. Il y avait 37 patients injectés dans notre série, que nous avons suivis pendant au minimum 6 mois et souvent plus. Parmi eux, 31 cas ont été soulagés dès la première injection, cette efficacité étant confirmée après la deuxième injection. Nous avons donc eu, dès les premières injections, plus de 80% des patients nettement soulagés. Comme cela a été expliqué plus haut, l'action de la toxine n'est pas seulement due à une action directe de celle-ci sur le muscle, la levée de la contracture pouvant expliquer une décompression directe du nerf certes, mais elle ne peut tout expliquer, en particulier l'effet du nappage sur une zone douloureuse. Mais, nous avons vu l'effet antalgique direct de la toxine. Cet effet est actuellement utilisé dans de nombreuses pathologies, comme la migraine (7), les douleurs neuropathiques,….

Dans notre étude, la BoNT-A est la technique qui provoque le moins d'effets secondaires, contrairement à la thermo-lésion et à la stimulation nerveuse périphérique implantée, qui a par ailleurs un coût non négligeable et non pris en charge. Ce dernier détail fait que dans notre étude, seuls les patients en échec dans les 2 autres techniques ont été implantés.

Chaque patient avait une évaluation physique et neurologique, avec examen clinique, radiographies, TDM et IRM. On déterminait son score sur une échelle visuelle analogique (EVA).

Au bout de 6 mois, chacun avait un bilan clinique avec examen neurologique fait par leur neurochirurgien.

Avant chaque injection, une évaluation de l'EVA et des zones restant douloureuses était faite par l'injectrice.

Les résultats étaient considérés comme **excellents** en cas de disparition totale de la douleur (23 personnes, soit 62,2% et 11 d'entre eux, seulement après 1 à 3 injections), ils étaient considérés comme **bons** pour une réduction de 5 points de l'EVA (5 personnes, soit 13,5%), certains ont eu des résultats **peu satisfaisants**, avec éventuellement de bons résultats (dans 3 cas) après la première injection qui n'ont plus été reproduits ensuite (7 personnes, soit 18,9%), et deux patients ont été perdus de vue.

Bien sûr, le traitement a été arrêté quand les résultats n'étaient pas convaincants.

Il est à noter que parmi les patients qui n'ont pas été soulagés, 4 étaient largement plus âgés que le reste du groupe, l'âge moyen étant de 70 ans (46-90).

Ainsi donc, en fin d'étude, nous avons démontré le peu de différence de résultats dans les différentes techniques. Mais, dans le cas de la toxine botulique, on constate une innocuité remarquable.

CONCLUSION

Bien sûr, nous avons continué les injections dans cette indication, bien après la fin de l'étude et actuellement, 9 ans après les premières injections, nous avons des résultats très intéressants, car sur des centaines de patients, les patients non répondeurs sont de l'ordre de 5% et en général d'emblée, c'est-à-dire que l'explication de l'inefficacité secondaire de la toxine n'est pas à rechercher dans cette indication, mais plutôt dans un manque global de réponse du patient.

L'amélioration des résultats est peut-être due à une meilleure sélection des patients et à une meilleure évaluation du traitement à faire. Notre expérience a amélioré nos résultats et actuellement, la plupart de nos patients sont soulagés et peuvent petit à petit supprimer les traitements médicamenteux lourds qu'ils prenaient et qui eux-mêmes avaient des effets secondaires. L'effet sur leur moral est notable, et certains, en arrêt de travail, ont repris leur activité.

Même si nous sommes enthousiastes, la toxine botulique n'est pas miraculeuse, mais son histoire est incroyable (81) et le nombre de pathologies qu'elle soigne avec efficacité, et la plupart du temps sans effets secondaires, est surprenant.

La toxine botulique est le cas unique d'un poison réputé le plus puissant du monde qui est en passe de devenir le médicament le moins toxique et le plus incontournable du 21ème siècle !

« Tout est poison, rien n'est poison. La dose fait le poison. »

PARACELSE

REMERCIEMENTS :

Les auteurs tiennent à remercier leur relectrice, madame Marie-Ange Batifol et leurs patients, qui ont accepté d'être photographiés.

BIBLIOGRAPHIE

(1)- **BATIFOL D.**
Injections dans les dysfonctions temporo-mandibulaires.
Editions Universitaires Européennes (2017).

(2)- **POPOFF MR.**
Mode d'action des neurotoxines botulique et tétanique.
Bull. Acad. Vét. France 2004; 157 (3) : 5-17.

(3)- **CARRUTHERS JD, CARRUTHERS JA.**
Treatment of glabellar frown lines with C. botulinum-A exotoxin.
J Dermatol Surg Oncol. 1992; 18(1): 17-21.

(4)- **POULAIN B.**
Aspects pharmacologiques sur la toxine botulinique.
Communication personnelle in diplôme universitaire
« techniques d'injection de toxine botulique »
Faculté de médecine de Montpellier (2019).

(5)- **CUI M, KHANIJOU S, RUBINO J, AOKI KR.**
Subcutaneous administration of botulinum toxin A reduces
formalin-induced pain.
Pain 2004 ;107 (1-2): 125-33.

(6)- **BINDER WJ, BRIN MF, BLITZER A, POGODA JM.**
Botulinum toxin type A (BOTOX) for treatment of migraine.
Semin Cutan Med Surg 2001; 20 (2):93-100.

(7)- **SILBERSTEIN S, MATHEW N, SAPER J, JENKINS S.**
Botulinum toxin type A as a migraine preventive treatment.
Headache. 2000; 40 (6): 445-50.

(8)- **AOKI KR.**
Review of a Proposal Mechanism for the Antinociceptive Action
of Botulinum Toxin Type A.
NeuroToxicology 2005; 26: 785-793.

(9)- **WOOLF CJ, American College of Physicians, American Physiological Society**
Pain: moving from symptom control toward mechanism-specific pharmacologic management.
Ann Intern Med. 2004; 140 (6):441-51.

(10)- **DOVER N, BARASH JR, HILL KK, XIE G, ARNON SS.**
Molecular Characterization of a novel Botulinum Neurotoxin Type H Gene.
The Journal of Infectious Diseases, Vol 209, Issue 2, 15 January 2014, Pages 192-202.

(11)- **POPOFF MR.**
A propos d'un nouveau type de toxine botulique.
Communication présentée le 6 février 2014.

(12)- **POPOFF MR.**
Botulinum neurotoxins: more and more diverse and fascinating toxic proteins.
J Infect Dis. 2014; 209: 168-9.

(13)- **POPOFF MR, BOUVET P.**
Genetic characteristics of toxigenic Clostridia and toxin gene evolution.
Toxicon 2013; 75: 63-89.

(14)- **MASLANKA SE, LUQUEZ C, DYKES JK, TEPP WH et al.**
A novel botulinum toxin, previously reported as serotype H, has a hybrid structure of known serotypes A and F that is neutralized with serotype A antitoxin.
J Infect Dis. 2016; 213 (3): 379-85.

(15)- **NAUMANN M, DRESSLER D, HALLETT M, JANKOVIC J, SCHIAVO G, SEGAL KR, TRUONG D.**
Evidence-based review and assessment of botulinum neurotoxin for the treatment of secretory disorders.
Toxicon. 2013 Jun 1; 67: 141-52.

(16)- **BACH-ROJECKY L, LACKOVIC Z.**
Antinociceptive effect of botulinum toxin A in rat model of
carrageenan and capsaicin induced pain.
Croat Med J. 2005 Apr; 46 (2): 201-8.

(17)- **MENG J, WANG J, STEINHOFF M, DOLLY JO.**
TNF alpha induces co-trafficking of TRPV1/TRPA1 in
VAMP1-containing vesicles to the plasmalemma via Munc18-1
/syntaxin1/SNAP-25 mediated fusion.
Scientific Reports 6, Article number: 21226 (2016).

(18)- **BACH-ROJECKY L, SALKOVIC-PETRISIC M, LACKOVIC Z.**
Botulinum toxin type A reduces pain supersensitivity in
experimental diabetic neuropathy: bilateral effect after
unilateral injection.
Eur J Pharmacol. 2010 May 10; 633 (1-3): 10-4.

(19)- **LANGE O, BIGALKE H, DENGLER R, WEGNER F, DEGROOT M,
WOHLFARTH K.**
Neutralizing Antibodies and Secondary Therapy Failure after
Treatment with Botulinum Toxin Type A: Much Ado About
Nothing?
Clin Neuropharmacol. 2009; 32(4): 213-8.

(20)- **LEMIERE S, BRULEY DES VARANNES S.**
Actions pharmacologiques et intérêt thérapeutique de la toxine
Botulique dans les affections du tube digestif.
GCB 1999; 23: 229-237.

(21)- **SMALL R.**
Botulinum Toxin Injection for Facial Wrinkles.
Am. Fam. Physician; 2014 Aug 1; 90(3): 168-75.

(22)- **FERRARI A, MANCA M,TUGNOLI V, PINI LA.**
Pharmacological differences and clinical implications of various
botulinum toxin preparations: a critical appraisal.
Functional Neurology 2018; 33 (1): 7-18.

(23)- **HEFTER H, ROSENTHAL D, MOLL M.**
High Botulinum Toxin-Neutralizing Antibody Prevalence Under
Long-Term Cervical Dystonia Treatment.
Mov. Disord. Clin. Pract. 2016 Sep-Oct; 3(5): 500-506.

(24)- **ZIZA JM, YAHIA SA, TEYSSEDOU JP, CHAZERAIN P.**
La névralgie d'Arnold existe-t-elle ?
Rev. Rhum. 2013; 80(1), 32-37

(25)- **BERUTO LJ, RAMOS MM.**
Decades de med y cirurg pract 1821, 3: 145-169.

(26)- **HAMMOND SR, DANTA G.**
Occipital neuralgia.
Clin Exp Neurol 1978, 48: 23-32.

(27)- **PRIVAT JM, FINIELS PJ, VLAHOVITCH B.**
Névralgie occipitale: Thermocoagulation du nerf d'Arnold.
In: SIMON L, TOUCHON J, HERISSON C,
eds. *Céphalées et Migraines.* Paris : Masson 1993 ; 204-209.

(28)- **CESMEBASI A, MUHLEMAN MA, HULSBERG P, GIELECKI J,
MATUSZ P, TUBBS RS, LOUKAS M.**
Occipital neuralgia: Anatomic considerations.
Clin Anat 2014 Sep 22. doi: 10.1002/ca.22468.

(29)- **CORNELY C, FISCHER M, INGIANNI G, ISENMANN S.**
Greater occipital nerve neuralgia caused by pathological arterial
contact: treatment by surgical decompression.
Headache 2011, 51 (4): 609-612.

(30)- **DUGAN MC, LOCKE S, GALLAGHER JR.**
Occipital neuralgia in adolescents and young adults.
N Engl J Med 1962, 267: 1166-1172.

(31)- **SHARMA RR, PAREKH HC, PRABHU S, GURUSINGHE NT,
BERTOLIS G.**
Compression of the C2 root by a rare anomalous ecstatic
vertebral artery.

J Neurosurg 1993, 78: 669-672.

(32)- URAL A, CEYLAN A, INAL E, CELENK F.
A case of greater occipital nerve schwannoma causing neuralgia.
Kulak Burun Bogaz Ihtis Derg 2008, 18 (4): 253-256.

(33)- EHNI G, BENNER B.
Occipital neuralgia and the C1-2 arthrosis syndrome.
J Neurosurg 1984, 61: 961-965.

(34)- STAR MJ, CURD JG, THORNE RP.
Atlantoaxial lateral mass osteoarthritis: a frequently overlooked
cause of severe occipito-cervical pain.
Spine 1992, 17: S71-S76.

(35)- GAUTSCHI OP, PAYER M, CORNIOLA MV, SMOLL NR, SCHALLER K, TESSITORE E.
Clinically relevant complications related to posterior
atlanto-axial fixation instability and their management.
Clin Neurol Neurosurg 2014, 123: 131-135.

(36)- DUCIC I, FELDER JM 3rd, ENDARA M.
Postoperative headache following acoustic neuroma resection:
occipital nerve injuries are associated with a treatable occipital
neuralgia.
Headache 2012, 52 (7): 1136-1145.

(37)- JUNG A, KEHR P.
Pathologie de l'artère vertébrale et des racines nerveuses dans
les arthroses et les traumatismes du rachis cervical.
Paris : Masson 1972 : 139-147.

(38)- MAIGNE R.
Signes cliniques des céphalées cervicales. Leurs traitements.
Med Hyg 1981, 30 : 1174-1185.

(39)- LAVIGNOLLE B., BRUNIQUEL L., PUYMIRAT E., BAUJAT A.
Nerf d'Arnold et névralgie occipitale ; Etude anatomique et
applications thérapeutiques.

In: SIMON L, TOUCHON J, HERISSON C, eds. *Céphalées et Migraines.* Paris : Masson 1993 ; 67-74.

(40)- BOGDUK N.
The anatomy of occipital neuralgia.
Clin Exp Neurol 1980, 17: 197-184.

(41)- BLUME HG.
Radiofrequency denaturation in occipital pain. A new approach in 114 cases.
In: BONICA JJ, ALSE-FESSARD D. eds. *Advances in pain research and therapy.* Vol.1 New York: Raven Press 1976: 691-698.

(42)- GÜVENCER M, AKYER P, SAYHAN S, TETIK S.
The importance of the greater occipital nerve in the occipital and the sub-occipital region for nerve blockade and surgical approaches: an anatomic study on cadavers.
Clin Neurol Neurosurg 2011, 113 (4): 289-294.

(43)- LOUKAS M, El-SEDFY A, TUBBS RS, LOUIS RG Jr, WARTMANN CH, CURRY B, JORDAN R.
Identification of greater occipital nerve landmarks for the treatment of occipital neuralgia.
Folia Morphol 2006, 65 (4): 337-342.

(44)- TUBBS RS, SALTER EG, WELLONS JC, BLOUNT JP, OAKES WJ.
Landmarks for the identification of the cutaneous nerves of the occiput and nuchal regions.
Clin Anat 2007, 20 (3): 235-238.

(45)- HUNTER CR, MAYFIELD FH.
Role of the upper cervical roots in the production of pain in the head.
Am J Surg 1949, 78: 743-751.

(46)- KERR FW.
The organisation of primary afferents in the subnucleus caudalis of the trigeminal: a light and electron microscopic study of

degeneration.
Brain Res 1970, 23 (2) : 147-165.

(47)- **MAIGNE R.**
Un signe évocateur et inattendu des céphalées cervicales : la
douleur au pincé-roulé du sourcil.
Ann Med Phys 1976, 19: 416-434.

(48)- **KERR FW:**
Central relationships of trigeminal and cervical afferents in the
spinal cord and medulla.
Brain Res 1972, 43 (2) : 561-572.

(49)- **FINIELS PJ, BATIFOL D.**
The treatment of occipital neuralgia: Review of 111 cases.
Neurochir. 2016 ; 62(5) : 233-240.

(50)- **MOUROUZIS C, SARANTEAS T, RALLIS G,
ANAGNOSTOPOULOU S, TESSEROMATIS C.**
Occipital neuralgia secondary to respiratory tract infection.
J Orofac Pain. 2005, 19(3):261-264.

(51)- **PAN C, TAN G.**
Forty-two cases of greater occipital neuralgia treated by
acupuncture plus acupoint-injection.
J Trad Chin Med 2008, 28 (3): 175-177.

(52)- **CHOI HJ, OH IH, CHOI SK, LIM YJ.**
Clinical outcomes of pulsed radiofrequency neuromodulation
for the treatment of occipital neuralgia.
J Korean Neurosurg Soc 2012, 51 (5): 281-285.

(53)- **HUANG JH, GALVAGNO SM Jr, HAMEED M, WILKINSON I,
ERDEK MA, PATEL A, BUCKENMAIER C 3rd, ROSENBERG J,
COHEN SP.**
Occipital nerve pulsed radiofrequency treatment: a multi-center
study evaluating predictors of outcome.
Pain Med 2012, 13 (4): 489-497.

(54)- **STALL RS.**
Noninvasive pulsed radio frequency energy in the treatment of
occipital neuralgia with chronic, debilitating headache: a report
of four cases.
Pain Med 2013, 14 (5): 628-638.

(55)- **VALNELDEREN P, ROUWETTE T, DE VOOGHT P, PUYLAERT
M, HEYLEN R, VISSERS K, VAN ZUNDERT J.**
Pulsed radiofrequency for the treatment of occipital neuralgia: a
prospective study with 6 months of follow-up.
Reg Anesth Pain Med 2010, 35 (2): 148-151.

(56)- **BOGDUK N.**
Local anesthetic blocks of the second cervical ganglion: a
technique with applications in occipital headache.
Cephalalgia 1981; 1: 41-50.

(57)- **GAWEL MJ, ROTHBART PJ.**
Occipital nerve block in the management of headache and
cervical pain.
Cephalalgia 1992, 12: 9-13.

(58)- **KAPOOR V, ROTHFUS WE, GRAHOVAC SZ, AMIN KASSAM SZ,
HOROWITZ MB.**
Refractory occipital neuralgia: Preoperative assessment with
CT-guided nerve block prior to dorsal cervical rhizotomy.
Am J Neuroradiol 2003, 24: 2015-2110.

(59)- **ANTHONY M.**
Headache and the greater occipital nerve.
Clin Neurol Neurosurg 1992, 94 (4): 297-301.

(60)- **PEDRAZA MI, RUIZ M, RODRÍGUEZ C, MUÑOZ I, BARÓN J,
MULERO P, HERRERO-VELÁZQUEZ S, GUERRERO-PERAL ÁL.**
Neuralgia occipital : características clínicas y terapéuticas de una
serie de 14 pacientes.
Rev Neurol 2013, 57(5):193-8.

(61)- **YOUNG WB.**
Blocking the greater occipital nerve: utility in headache management.
Curr Pain Headache Rep 2010, 14(5): 404-408.

(62)- **XIE Z.**
51 cases of occipital neuralgia treated with acupuncture.
J Trad Chin Med 1992, 12 (3): 180-181.

(63)- **STECHISON MT, MULLIN BB.**
Surgical treatment of greater occipital neuralgia: an appraisal of strategies.
Acta Neurochir 1994, 131 (3-4): 236-240.

(64)- **GILLE O, LAVINOLE B, VITAL JM.**
Surgical treatment of greater occipital neuralgia by neurolysis of the greater occipital nerve and sectioning of the inferior oblique muscle.
Spine 2004, 29 (7) : 828-832.

(65)- **LI F, MA Y, ZOU J, LI Y, WANG B, HUANG H, WANG Q, LI L.**
Micro-surgical decompression for greater occipital neuralgia.
Turk Neurosurg 2012, 22 (4): 427-429.

(66)- **DUCIC I, FELDER JM 3rd, KHAN N, YOUN S.**
Greater occipital nerve excision for occipital neuralgia refractory to nerve decompression.
Ann Plast Surg 2014, 72 (2): 184-187.

(67)- **HOROWITZ MB, YONAS H.**
Occipital neuralgia treated by intradural dorsal nerve root sectioning.
Cephalalgia 1993, 13: 354-360.

(68)- **DUBUISSON D.**
Treatment of occipital neuralgia by partial posterior rhizotomy at C1-3.
J Neurosurg 82 (4): 581-586.

(69)- **ANDRYCHOWSKI J, CZERNIKI Z, NETCZUK T, TARASZEWSKA A, DABROWSKI P, RAKASZ L, BUDOHOSKI K.**
Occipital neuralgia: possible failure of surgical treatment-case report.
Folia Neuropathol 2009, 47 (1): 69-74.

(70)- **NAVANI A, MAHAJAN G, KREIS P, FISHMAN SM.**
A case of pulsed radiofrequency lesioning for occipital neuralgia.
Pain Med 2006, 7(5): 453-456.

(71)- **VANDERHOEK MD, HOANG HT, GOFF B.**
Ultrasound-guided greater occipital nerve blocks and pulsed radiofrequency ablation for diagnosis and treatment of occipital neuralgia.
Anesth Pain Med 2013, 3(2): 256-259.

(72)- **HAMER JF, PURATH TA.**
Response of cervicogenic headaches and occipital neuralgia to radiofrequency ablation of the C2 dorsal root ganglion and/or third occipital nerve.
Headache 2014, 54 (3): 500-510.

(73)- **OH MY, ORTEGA J, BELLOTTE JB, WHITING DM, ALO K.**
Peripheral nerve stimulation for the treatment of occipital neuralgia and transformed migraine using a c1-2-3 subcutaneous paddle style electrode: a technical report.
Neuromodulation 2004, 7 (2): 103-112.

(74)- **SCHWEDT TJ.**
Occipital nerve stimulation for medically intractable headache.
Curr Pain Headache Rep 2008, 12 (1): 62-66.

(75)- **CUI M, KHANIJOU S, RUBINO J, AOKI KR.**
Subcutaneous administration of botulinum toxin A reduces formalin-induced pain.
Pain 2004; 107 (1-2):125-33.

(76)- **BATIFOL D, FINIELS PJ.**
The use of botulinum toxin in the treatment of pain.
*In : F. MARINO, S DE LUCA, eds.: Botulinum Toxin: Uses,
Mechanisms of Action and Complications. New-York:
Nova Publishers: 2012: 71-85.*

(77)- **FINIELS PJ, BATIFOL D.**
Utilisation de la toxine botulique dans les cervicalgies post-
opératoires en chirurgie rachidienne : résultats préliminaires.
Neurochirurgie : 2010, 56 (5) : 374-381.

(78)- **FINIELS PJ, BATIFOL D.**
The use of botulinum toxin in the treatment of the
consequences of bruxism on cervical spine musculature.
Toxicon 2014, 80: 58-63.

(79)- **VOLCY M, TEPPER SJ, RAPOPORT AM, SHEFTELL FD,
BIGAL ME.**
Botulinum toxin A for the treatment of greater occipital
neuralgia and trigeminal neuralgia: a case report with
pathophysiological considerations.
Cephalalgia 2006, 26 (3): 336-340.

(80)- **KAPURAL L, STILLMAN M, KAPURAL M, Mc INTYRE P,
GUIRGIUS M.**
Botulinum toxin occipital nerve block for the treatment of
severe occipital neuralgia: a case series.
Pain Pract 2007, 7 (4): 337-340.

(81)- **BATIFOL D.**
The story of Botulinum Toxin is amazing.
J Ear Nose Throat Disord. (2018), 3(1) :1034.

www.ingramcontent.com/pod-product-compliance
Lightning Source LLC
Chambersburg PA
CBHW040857110726

48005CB00001B/104